RELATION

D'UN CAS

D'OPÉRATION CÉSARIENNE

(Procédé de **PORRO**)

Avec suites heureuses pour la Mère et l'Enfant

PAR

Le Docteur Th. GASIGLIA (de Nice) ✠

Chirurgien en Chef de la Maternité des Hospices Civils

SUIVIE DE

Quelques Appréciations sur la Méthode Césarienne en général

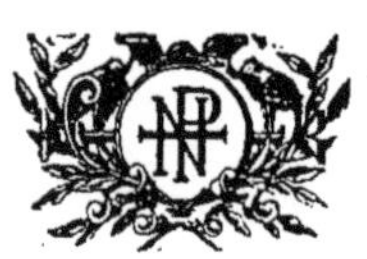

NICE

IMPRIMERIE ET STÉRÉOTYPIE SPÉCIALES DU " PETIT NIÇOIS "

43, boulevard Dubouchage et 15-17, rue St-Michel

1897

RELATION

D'UN CAS

D'OPÉRATION CÉSARIENNE

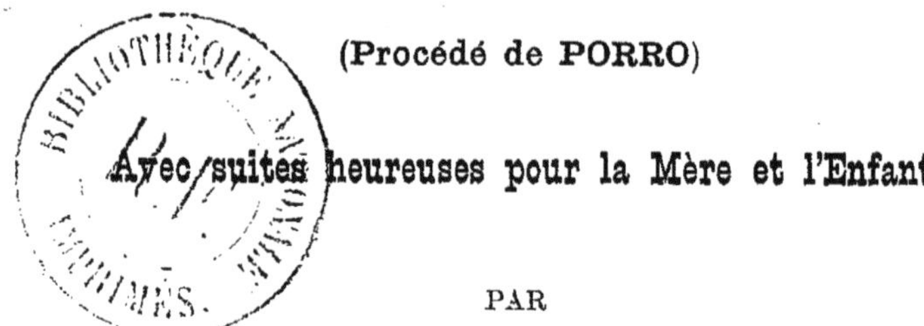

(Procédé de PORRO)

Avec suites heureuses pour la Mère et l'Enfant

PAR

Le Docteur Th. GASIGLIA (de Nice) O ✠

Chirurgien en Chef de la Maternité des Hospices Civils

SUIVIE DE

Quelques Appréciations sur la Méthode Césarienne en général

NICE

IMPRIMERIE ET STÉRÉOTYPIE SPÉCIALES DU " PETIT NIÇOIS "

43, boulevard Dubouchage et 15-17, rue St-Michel

1897

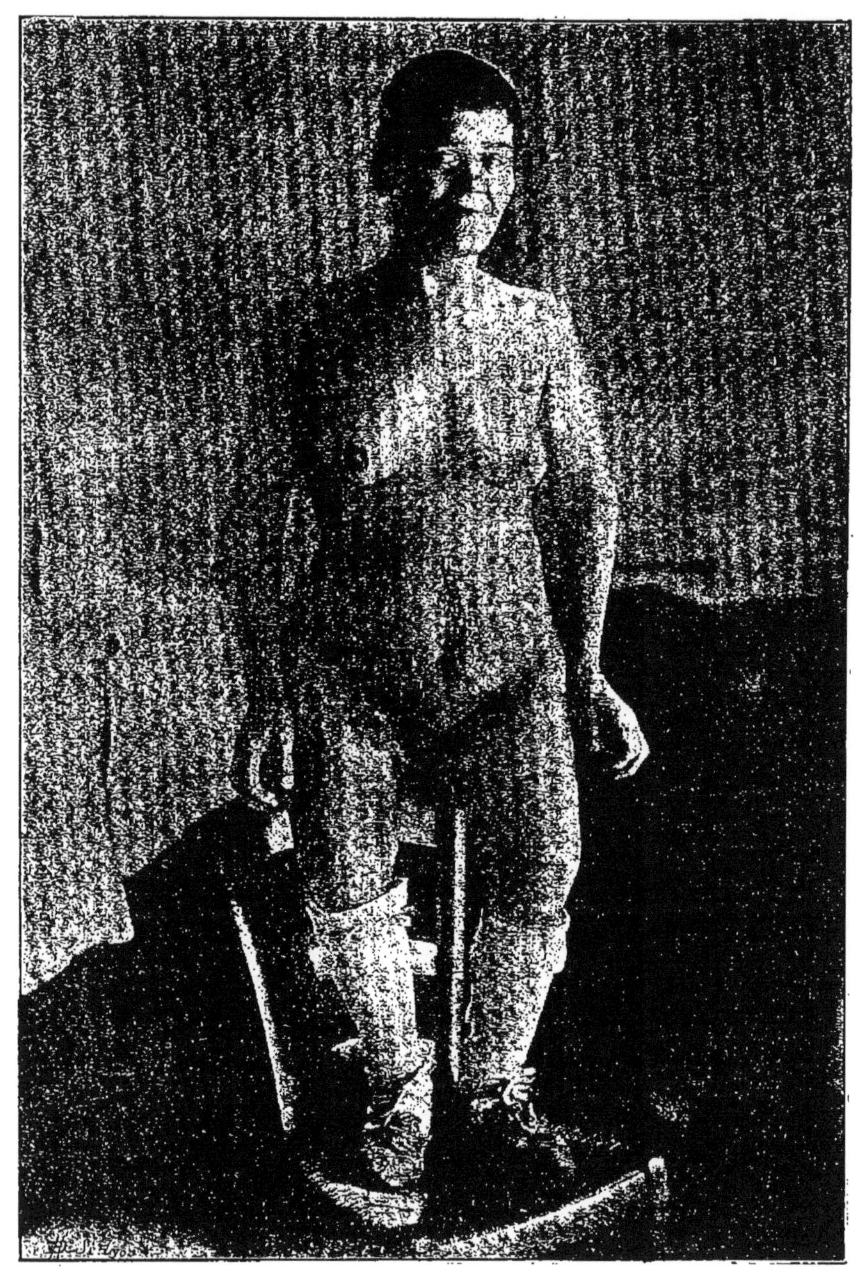

RELATION

D'UN CAS

D'OPÉRATION CÉSARIENNE

(Procédé de PORRO)

avec suites heureuses pour la mère et l'enfant

La nommée Nig..., épouse Fis...., âgée de 40 ans, entre le 15 septembre dernier, vers 6 heures du matin, à la Maternité, en travail d'accouchement.

Mlle Walh, sage-femme du Service, l'examine, reconnaît un bassin vicié et me fait prévenir. A mon arrivée, j'apprends de la parturiente qu'elle est primipare, à terme, et en travail depuis 48 heures. La poche des eaux est rompue depuis 24 heures. Je l'examine à mon tour : je trouve une dilatation de la dimension d'une pièce de deux francs. Il existe un écoulement abondant, de couleur brunâtre et très fétide. L'enfant est en OIDA, la tête très mobile au-dessus du détroit supérieur, les bruits du cœur perçus nettement. Le bassin est rétréci dans tous ses diamètres, légèrement oblique-ovalaire, incliné à gauche. Diamètre sacro-pubien, 6 1/2, ce qui donne 5, abstraction faite des parties molles.

Voici quel est l'aspect extérieur de la patiente : ventre en besace, front saillant et aplati ainsi que la face dans le sens antéro-postérieur. Scoliose de la colonne vertébrale, membres inférieurs courts, tibias et fémurs incurvés. Taille 1 m. 24.

Le manque de soins et une nourriture défectueuse dans le premier âge, sont, je crois, la cause de ce vice de conformation, étant donné que tous les membres de sa famille, père, mère, frères et collatéraux ne présentent aucune hérédité ou symptômes morbides pouvant l'expliquer.

L'état général de la femme étant bon ainsi que celui du fœtus, je prescrivis, en attendant, une toilette antiseptique. Je me trouvai entre deux décisions à prendre :

1° Pratiquer une céphalotripsie difficile, vu le degré d'augustie pelvienne et le peu de dilatation, suivie d'une extraction peut-être impossible sans morcellement de fœtus, avec déchirures certaines du col, infection généralisée par suite de l'état fétide des liquides, risques inévitables de péritonite ;

2° Pratiquer d'emblée l'opération césarienne. Et dans ce second cas, extirper un utérus qui était peut-être infecté.

Je voyai le moyen, pour ma patiente, dans une laparatomie soigneusement faite, suivie de l'extirpation du foyer suspect : 1° d'avoir l'enfant vivant ; 2° de courir moins de risques de mort. Après un échange de vues définitif avec mon collègue et ami le docteur Lautard, chirurgien adjoint à la Maternité, je résolus de pratiquer l'opération césarienne, suivie du procédé de Porro.

Les battements du cœur de l'enfant et l'état général de la parturiente ne se modifiant pas, je fixai l'opération pour 3 heures du soir, précédé d'un bain général antiseptique.

La toilette des parties génitales externes et du vagin fut l'objet de soins et d'attentions particulières, la vessie et le rectum vidés, le vagin désinfecté et saupoudré d'iodoforme.

La patiente chloroformée est portée dans une chambre spéciale pour y être opérée.

Je dois dire qu'au point de vue local aussi bien que pour les instruments, bandes, compresses, mains de l'opérateur et des divers aides, les règles de la plus scrupuleuse asepsie ont été observées, avant et pendant l'opération.

L'abdomen est recouvert de compresses aseptiques ne laissant à nu que le champ opératoire : à portée de ma main se trouve une table où sont disposées deux cuvettes remplies d'eau salée aseptique pour les instruments, l'autre d'eau sublimé faible pour mes mains.

Je fais à l'abdomen une incision, partant à trois travers de doigt au-dessus du pubis et s'étendant jusqu'à l'ombilic : j'incise successivement la peau, le tissu cellulaire graisseux et le plan aponévrotique de la ligne blanche et j'arrive sur le péritoine à l'angle supérieur de l'incision; j'y fais une boutonnière et j'achève rapidement l'incision péritonéale sur le doigt jusqu'à l'angle inférieur. Il s'écoule en ce moment une sérosité rougeâtre, je tente de tirer au dehors le globe utérin, mais je ne peux y parvenir qu'en agrandissant l'incision abdominale vers le haut et légèrement vers le bas. Je débride donc directement de quelques centimètres au-dessus de l'ombilic et de un centimètre vers le bas, en ayant bien soin de ne pas blesser la vessie. A ce moment, l'utérus est attiré au dehors de la cavité abdominale et maintenu autant que possible, appliqué contre les lèvres de l'incision abdominale. J'incise l'organe à partir du fond; un flot de sang m'avertit que je suis sur l'insertion placentaire, j'achève rapidement l'incision de la matrice tout en l'attirant de plus en plus au dehors et j'extrais aussitôt un enfant en vie. Section rapide du cordon entre deux pinces, et le confie à ma sage-femme sur le champ. J'extrais de même le placenta.

Pendant l'incision totale de l'utérus et l'extraction, mes confrères et amis Drs Lautard et Grinda fils, dont l'aide et l'assistance m'ont été précieuses, ont placé un lien élastique sur le col, ce qui m'a permis d'achever la délivrance sans grande hémorrhagie. Une irrigation continue d'eau bouillie, tiède et légérement salée est faite sur le champ opératoire pendant toutes ces manœuvres. Une forte ligature élastique est fixée sur la partie inférieure du col de l'utérus, libre de ses annexes par des ligatures perdues au fil de soie. Au-dessous de la ligature élastique, je passe une forte broche qui me servira à maintenir le moignon utérin au dehors de l'incision abdominale. A l'aide de grands ciseaux courbes, je résèque la matrice dont le moignon est soigneusement lavé, ébarbé et cautérisé au thermo-cautère. Du méconium et du sang en quantité ayant souillé la cavité péritonéale pendant l'opération, je procède à un lavage du péritoine au moyen d'une irrigation d'eau bouillie tiède et salée, d'environ 15 litres. Puis les culs de sac, les replis du péritoine et la surface des intestins sont soigneusement étanchés avec des compresses aseptiques chaudes. Après avoir attentivement vérifié mon champ opératoire, je referme l'abdomen par trois plans de suture et je fixe le moignon fortement attiré au dehors, à l'angle inférieur de la plaie, au moyen d'une suture au fil de soie comprenant les deux lèvres de l'angle inférieur de l'incision, péritoine compris, et la base du moignon dans la partie située au-dessous de la ligature élastique et de la broche.

La suture abdominale est rapidement achevée au fil d'argent et largement saupoudrée ainsi que le moignon, de poudre d'iodoforme. Puis, pansement antiseptique ordinaire, à la gaze iodoformée. L'opération a duré 1 h. 1/2.

L'opérée est portée dans son lit placé dans une chambre spéciale chauffée. Elle se réveille quelques instants après, sans malaise et m'exprime son étonnement de se sentir ainsi soulagée. La nuit qui suit est assez agitée. Vagues douleurs dans l'abdomen.

Le lendemain 16. T. 37°1. Pouls 84. Douleurs abdominales. Nausées. Je prescris: champagne frappé par cuillers à café chaque 1/2 heure. Un petit morceau de glace chaque 2 heures. La malade est sondée chaque 8 heures.

Le 17. Trois vomissements. Nausées toute la journée. T. 36°6. matin. T. 37°4, soir. Même traitement: glace, champagne. Je prescris un lavement glycériné.

Le 18. Lavement sans résultat. Je prescris 4 cachets de calomel à 0,10. Le soir, pas de résultat purgatif. Lavement de 1 litre avec huile de ricin et sulfate de soude, sans résultat. Pas de vomissement. Nausées plus légères. Langue saburrale. T.M. 36°9. T.S. 37°8. Pouls presque normal à 72.

Le 19. Mon opérée se sent bien et m'en fait part à ma visite du matin. T.M. 36°6. Sur ses instances, je lui permets quelques cuillées de café au lait chaque heure. Dans la journée, évacuations abondantes. T.S. 37°2.

Le 20. Nuit excellente. Trois évacuations. Lait additionné de café, T.M. 36°4. T.S. 36°8.

Le 21. Le mieux s'accentue. Quatre évacuations dans les 24 heures. Je fais le premier pansement. La plaie et le moignon sont en parfait état. Je me contente de saupoudrer de nouveau d'iodoforme la suture et le moignon et le tout est de nouveau recouvert de gaze iodoformée, coton hydrophile et bandage de corps en flanelle.

Le 22, c'est-à-dire le 7me jour, la malade se sent très bien, demande à manger. Je lui fais donner dans les 24 heures : 1 litre de lait, 1 tasse de chocolat et de l'extrait de viande (Essence of beef de Brandt). Les selles se font régulièrement. T. M. 37°, T. S. 37°1.

Le 8me jour : malade très gaie, dort bien et demande à manger. Lait, 1 litre 1/2. Chocolat. Extrait de viande. T. M. 36°4, T. S. 36°6.

Le 9me jour : l'état est toujours très satisfaisant. Je fais augmenter la quantité de lait et d'extrait de viande avec du bouillon. Quelques cuillers à bouche de bordeaux.

Le 10me jour. Elle va très bien et urine toute seule. (Elle avait été sondée jusqu'à ce jour, trois fois par 24 heures).

Le 11me jour. Nouveau pansement.

Le 12me jour. Etat s'améliore de plus en plus. T. oscille entre 36° et 37°.

Le 13me jour : je permets du potage léger et près de 2 litres de lait par 24 heures.

Le 15me jour. Nouveau pansement. Le moignon utérin tombe. La sondure du moignon avec les lèvres de l'angle inférieur de la plaie est parfaite et laisse voir une surface rouge et bien bourgeonnante.

Le pansement depuis le 15me jour est renouvelé chaque 4 à 5 jours : les points de suture au fil d'argent sont successivement enlevés et vingt-cinq jours après l'opération, mon opérée pourrait être en état de se lever ; je lui conseille pourtant de rester au repos et d'attendre la complète cicatrisation de la surface bourgeonnante de son moignon, cicatrisation qui est définitive vers la fin octobre dernier. Pendant ce temps, je lui fais confectionner une ventrière qu'elle portera à sa sortie de l'hôpital et qui lui soutiendra la paroi abdominale lorsqu'elle travaillera.

Comme conclusion, je crois que dans le cas que j'avais à résoudre, une embryotomie était à rejeter, à cause des difficultés presque insurmontables d'extraire un fœtus à terme et bien développé avec un degré d'angustie pelvienne de 5 à 5 1/2. Cette extraction ne se fait jamais qu'au prix de manœuvres, de contusions et souvent de blessures, déchirures d'organes compliquées presque toujours d'infection. Dans le cas actuel, la fétidité extrême de l'écoulement utéro-vaginal ne laissait aucune doute sur ce qui se serait passé après une embryotomie laborieuse et difficile.

Par contre, une laparotomie faite avec soin, m'assurait presque la vie de la mère et sûrement la vie de l'enfant.

Résultat qui fut atteint.

Et, maintenant, pourquoi ai-je préféré faire suivre l'opération césarienne, de l'ablation de l'utérus (méthode de Porro) ?

Pour deux raisons : d'abord, pour supprimer et extirper un foyer d'infection, dans le cas actuel ; ensuite, pour empêcher une récidive d'opération ultérieure, aussi dangereuse pour la patiente, ou tout au moins lui éviter les ennuis et risques inhérents aux avortements qu'on aurait été forcé de provoquer en cas de nouvelle grossesse.

DISCUSSION

Il est hors de doute qu'actuellement, avec les moyens d'asepsie rigoureuse dont on dispose dans les services hospitaliers, on puisse avec plus de confiance dans le succès, se permettre des interventions qu'on n'entreprenait autrefois qu'à regret et presque sans espoir de réussite. Les statistiques de l'opération césarienne, soit par le procédé Porro, soit par la méthode conservatrice de Sœuger sont là pour le prouver. Et quoique en général les statistiques chirurgicales soient choses élastiques et sujettes à variations surprenantes en raison des conditions inhérentes à chaque cas opératoire, on peut affirmer, après avoir compulsé les résultats signalés par les divers opérateurs, surtout à l'étranger, en Allemagne (Muller, Crédé, Léopold, Sœuger, Korn, Lohmann, etc.), que la mortalité des femmes opérées, soit par la méthode de Porro, soit par le procédé de Sœuger, varie entre 10 0/0 et 50 0/0, en moyenne 30 à 40 0/0.

Peut-on se baser sur de pareils résultats statistiques pour entreprendre, de parti pris, de délivrer une parturiente, par la laporatomie, chaque fois que le bassin sera assez vicié pour ne permettre qu'une céphalotripsie, l'enfant était vivant ?

Je crois, pour ma part, que malgré les brillants résultats cités plus haut, les risques à courir son trop grands pour adopter de propos délibéré, cette manière de procéder, et, en France, les chirurgiens-accoucheurs sacrifient plus volontiers l'enfant.

Il n'en est pas de même à l'étranger, principalement en Allemagne, où les audaces chirurgicales, justifiées ou non, ne se comptent plus.

Je suis pourtant d'avis que la vérité est dans un juste milieu et je crois pouvoir avancer qu'avec les moyens dont nous disposons actuellement, une opération césarienne par l'une ou l'autre méthode, faite dans de bonnes conditions, peut donner de meilleurs résultats au point de vue de la mère et de l'enfant, qu'une céphalotripsie et embryotomie, faite dans de mauvaises conditions.

J'estime, qu'excepté les cas extrêmes, il ne peut y avoir des règles pour l'une ou l'autre intervention ; à 7 et 8 centimètres, le basiotribe de Tarnier suffira toujours.

Au dessous, le choix de la méthode peut varier suivant les conditions de l'enfant, l'état de la mère, le volume de la tête (volume qu'il n'est pas toujours possible d'apprécier) et suivant le milieu où l'on se trouve.

Pour ma part, je n'hésiterai pas, au dessous de 7 centimètres, à pratiquer la césarienne, l'enfant étant vivant et la mère dans de bonnes conditions.

Notre service hospitalier dans la maternité nous a donné, en 3 ans, deux fois l'occasion d'intervenir par cette méthode et deux fois le succès complet est venu confirmer cette manière de voir. (Voir archives de tocologie et gynécologie d'Auvard 1893. Paris).

Je profite de l'occasion qui m'est offerte pour mettre en parallèle l'opération césarienne de Porro et celle de Sœuger.

Faut-il être exclusif et adopter systématiquement l'une ou l'autre de ces méthodes ?

Non. Chacune d'elles a son indication. La première, celle de Porro, doit s'appliquer ;

1° Aux cas nombreux, très nombreux d'utérus infecté, pour des raisons multiples, lorsque l'enfant étant mort, les eaux de l'amnios sont écoulées depuis plus ou moins de temps, et que la femme a subi diverses tentatives opératoires ;

2° Aux cas où une tumeur quelconque, faisant corps avec l'utérus, pourrait compromettre la ligne de suture utérine et sa parfaite coaptation ;

3° Aux cas d'ostéomalacie (fréquents dans la haute-Italie) ;

4° Aux cas de déchirure de l'utérus, avant ou pendant l'opération ;

5° Aux cas d'hémorrhagie par atonie, ou dans la crainte de celle-ci ;

6° Aux cas de rétrécissement extrême du bassin, alors qu'une grossesse ultérieure et à terme pourrait faire courir les risques d'une nouvelle intervention.

Il est vrai qu'en pareil cas, une ligature des trompes ou une castration peuvent être pratiquées et aboutir à la stérilité.

Celle de Sœuger doit s'appliquer :

1° Lorsqu'on n'a à craindre aucun des cas cités plus haut ;

2° Lorsqu'on veut sûrement éviter les troubles nerveux ou les hémorrhagies compensatrices qui peuvent survenir à la suite de la suppression brusque de la fonction menstruelle. (Vaginisme, accès hystériformes) ;

3° Lorsqu'en cas de retrécissements relatifs (7 à 8), on pense pouvoir obtenir ultérieurement un enfant vivant par accouchement provoqué à 7 mois.

L'observation des opérateurs paraît avoir remarqué que les femmes privées de leur utérus, se rétablissent plus longuement et ne semblent pas retrouver leurs forces premières.

Le premier cas, opéré il y a trois ans, dans notre hôpital, par feu le docteur Barriera, mon prédécesseur, et par moi, ne semble pas donner raison à cette observation ; l'opérée en question a toujours travaillé depuis comme par le passé et n'a jamais présenté de troubles nerveux.

Je n'ai point la prétention de croire que ma manière de voir, en cette matière, n'est pas discutable ; mais j'estime en définitive que, réserves faites de l'état général physiologique spécial dans lequel se trouve la femme au terme de sa grossesse, l'opération césarienne ne doit être considérée, à très peu de risques près, que comme une simple laparatomie et peut être acceptée aussi facilement que cette dernière.

www.ingramcontent.com/pod-product-compliance
Ingram Content Group UK Ltd.
Pitfield, Milton Keynes, MK11 3LW, UK
UKHW012134240726
13965UKWH00005B/2171

9 782013 465366